DÉCOUVERTE

DE LA

DIGITALINE CRISTALLISÉE

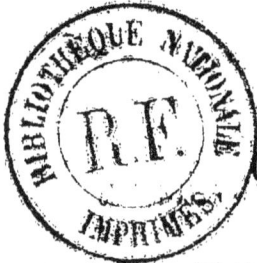

DE

C. A. NATIVELLE

SEUL PRINCIPE ACTIF, PUR ET DÉFINI DE LA DIGITALE

SES AVANTAGES EN THÉRAPEUTIQUE

PARIS

TYPOGRAPHIE A. HENNUYER

RUE DU BOULEVARD, 7

1872

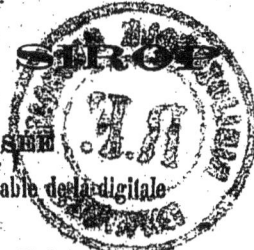

DÉCOUVERTE

DIGITALINE CRISTALLISÉE

DE C.-A. NATIVELLE

Seul principe actif, pur et défini de la digitale;

SES AVANTAGES EN THÉRAPEUTIQUE.

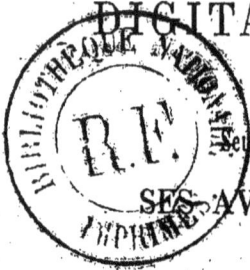

Beaucoup de bruit se fait depuis quelques mois sur la digitaline. L'occasion en a été l'issue du grand concours sur ce sujet qui était pendant devant l'Académie de médecine de Paris depuis 1864. L'adjudication par ce corps savant du prix Orfila de 6 000 francs à M. Nativelle, pharmacien, pour avoir découvert la digitaline pure et cristallisée, a soulevé les jalousies, les rivalités de ses compétiteurs. Au lieu de s'incliner, en véritables savants et en patriotes français, devant cette décision scientifique si bien motivée du premier corps médical de France et saluer avec lui, de leurs applaudissements, cette grande et utile découverte qui continue si heureusement, par ses applications pratiques, celles de la morphine, la quinine, la strychnine, l'atropine, la vératrine, l'aconitine, toutes dues à des Français, ils essayent d'en atténuer la portée en en embrouillant les résultats. Revenant sur la question si bien jugée, ils veulent, par des réclamations, des revendications tardives, refaire l'obscurité où règne désormais la lumière, changer la certitude en doute, afin de troubler les esprits, donner le change à l'opinion médico-pharmaceutique et pêcher ainsi en eau trouble. Habitués depuis de longues années à jouir paisiblement du monopole commercial des produits indéfinis, variables, inconstants et même dangereux, extraits de la digitale, dont ils retiraient des bénéfices considérables, ils espèrent qu'en entendant parler pour et contre, les praticiens timorés, soucieux de ne rien laisser à l'inconnu, resteront dans le doute, l'indécision et le *statu quo* et continueront à prescrire leurs produits mal définis et mal dosés. Leurs intérêts compromis seraient ainsi sauvegardés. De là tout ce bruit, ces publications contradictoires, les menées occultes, les intrigues et jusqu'aux démentis qui ont eu lieu publiquement au sein même de l'Académie sur ce médicament de premier ordre.

La digitale, en effet, a des applications thérapeutiques non moins importantes que l'opium et le quinquina. On l'a même surnommée tour à tour l'*opium* et le *quinquina du cœur*. La découverte de son principe immédiat : la digitaline cristallisée, peut donc être considérée comme un événement aussi grand en chimie, aussi utile et heureux pour la thérapeutique que celle des principaux alcaloïdes: la morphine, la quinine et l'atropine. La précision et la sûreté d'action de ce nouveau médicament sont équivalentes à celles de ces alcaloïdes. On ne saurait donc hésiter, à l'avenir, entre un produit défini, cristallisé, chimiquement pur et toujours identique, et une poudre amorphe, complexe, sans caractères fixes ni précis et de composition variable. Ce n'est rien d'avancer que celle-ci est aussi active, sinon plus, que celle-là sur les animaux, comme l'a fait M. Gubler en revenant sur sa parole; le tout est de le prouver, le démontrer. Cela ne saurait être, car les faits cliniques s'accordent avec l'analogie et la logique scientifique pour démentir cette assertion.

Sans doute le praticien sera conduit encore dans certains cas à se servir de la plante et de ses diverses préparations pharmacologiques. On continue ainsi à se servir de l'opium et du quinquina. Mais qu'il s'agisse d'obtenir un effet déterminé, certain et immédiat sur le cœur, les capillaires et les reins, et le médecin sévère, rigoureux, ne saurait manquer de recourir à la digitaline cristallisée de M. Nativelle, de préférence à toute autre, à moins de forfaire à son devoir et encourir une grande responsabilité.

Fort de sa découverte proclamée par le premier corps médical de France et des droits imprescriptibles qu'elle lui confère, l'intrépide chercheur pourrait rester dans son laboratoire, sourd à tout le bruit intéressé qu'elle soulève et le laisser s'évanouir en silence. Ce serait donner raison à ses adversaires, car, pour beaucoup de gens, le silence est un aveu d'impuissance. Instruit par une longue expérience qu'il ne suffit pas de faire une découverte, pas plus que de planter un arbre pour en recueillir les fruits, surtout quand de puissants intérêts en jeu s'y opposent, il est de son devoir de combattre l'erreur et le mensonge qui font obstacle à son succès. Il suffira d'exposer sommairement les faits pour montrer que la science, la vérité et le droit sont de son côté. C'est aux médecins et aux pharmaciens, principaux intéressés dans cette découverte et ses meilleurs juges, qu'il soumet cette communication, assuré de leur concours s'ils y trouvent les éléments *de conviction* qu'ils cherchent.

HISTORIQUE.

Ce n'est pas d'aujourd'hui que M. Nativelle s'est occupé de chercher l'isolement du principe actif de la digitale et sa cristallisation. Une pareille découverte ne se fait pas du jour au lendemain. Ce fut, au contraire, l'occupation de toute sa vie scientifique, l'objet constant de ses travaux, le but invariable de ses investigations, et c'est en y pensant sans cesse, comme Newton, qu'il y réussit. Guidé par sa découverte de la *cnicine*, principe immédiat du chardon bénit et de la *ményanthine*, qui est celui du trèfle d'eau, convaincu que celui d'une substance active comme la digitale devait cristalliser, il n'épargna ni le temps ni la peine pour arriver à ce résultat. C'est ce qu'il faut dire et montrer pour l'enseignement des futurs investigateurs.

Dès 1844, il concourait à l'Ecole de pharmacie pour un prix sur cette question et ce ne fut que par une illégalité criante que son mémoire ne fut pas couronné. Quévenne ne pouvant alors concourir comme membre de la Société, mit son travail sous le nom d'un médecin de ses amis, M. Homolle, qui remporta le prix. De là l'origine de la digitaline Homolle et Quévenne. (Voir *Mémoire sur la digitaline*, Paris, 1844.)

Sans se laisser rebuter par cette injustice, M. Nativelle au contraire poursuivit laborieusement ses recherches. Quand, en 1864, l'Académie de médecine de Paris mit au concours *l'examen chimique et toxicologique de la digitale*, suivant le vœu d'Orfila, fondateur du prix, il ne se présenta pas, ne se jugeant pas suffisamment préparé. Le prix non décerné en 1866, ayant été remis au concours, il ne s'y présenta pas davantage, à cause de l'importance de son produit. D'autres moins scrupuleux — et il y a tout lieu de croire que ce fut M. Homolle, Quévenne étant mort en 1855 — présentèrent, au contraire, mémoires sur mémoires, et n'obtinrent que des paroles d'encouragement.

Mais M. Nativelle ne restait pas oisif. En 1866, il adresse un mémoire à l'Académie de médecine de Belgique pour le concours *sur l'histoire chimique de la digitaline*, qu'il retire bientôt pour le publier dans le *Moniteur scientifique* du 15 février 1867. Le procédé décrit donnait bien alors un produit cristallisé, mais qui était double, c'est-à-dire composé de digitaline et de digitine. L'échantillon qui figurait à l'exposition de 1867 dans la vitrine de la Pharmacie centrale contenait ainsi de la digitine, comme celui remis à

M. le professeur Vulpian pour ses essais physiologiques. Il s'agissait donc d'en retirer cette substance complétement inerte.

C'est ce qu'il réalisa, après bien des tentatives, en traitant ce mélange par le chloroforme pur. La digitaline est dissoute ainsi en toute proportion, tandis que la digitine, restant intacte, vient occuper la partie supérieure du liquide et il suffit alors de le filtrer pour obtenir la digitaline pure et cristallisée. C'est ce que M. Nativelle mit hors de contestation dans un troisième mémoire publié dans l'*Union pharmaceutique*, décembre 1868.

Dès cette époque, la question était résolue. M. Homolle a même pu emprunter aux trois mémoires successivement publiés de M. Nativelle la description de son procédé. Restait à obtenir la sanction de la science en soumettant les faits au jugement des savants officiels. C'est ce que fit M. Nativelle en adressant un nouveau mémoire et ses produits au concours du prix Orfila, rétabli par l'Académie pour la troisième fois en 1868, sur la même question. On sait que l'événement a justifié et rempli toutes ses espérances. Le rapport élogieux de M. Béclard, secrétaire de l'Académie, constate qu'« il s'est distingué par une véritable découverte et a rendu un service signalé aux sciences biologiques et médicales ; la proclamation de son nom a été saluée par d'unanimes applaudissements et le prix de 6 000 francs lui a été décerné en totalité. » Quel plus éclatant hommage, quel plus beau couronnement d'une vie de travaux patients et obscurs, d'abnégation et de sacrifices !

Mais cette découverte est à peine promulguée que voici l'envie et la jalousie qui lui disputent les faveurs attachées à ces lauriers. Au mépris de la science et du progrès, elles cherchent à égarer, à tromper l'opinion, en prétendant que la digitaline cristallisée, analysée et reconnue par l'Académie de médecine elle-même comme le principe actif de la digitale, n'est pas tout, et que ce produit défini, qu'elle a revêtu de sa haute approbation, ne vaut pas mieux, sinon moins, que les produits amorphes auxquels elle a constamment refusé sa sanction. De là, la nécessité d'éclaircir le débat, pour réduire ces allégations à leur juste valeur.

EXTRACTION DE LA DIGITALINE CRISTALLISÉE.

Le procédé invariablement suivi jusqu'ici par tous les chimistes, à l'exception de M. Nativelle, pour l'extraction de la digitaline, était de traiter la digitale par l'eau. Ç'a été constamment la règle suivie par MM. Homolle et Quévenne. Toutes les modifications qu'ils ont successivement fait subir aux opérations ultérieures n'étaient que secondaires et n'agissaient jamais que sur ce maceratum aqueux. C'est aussi le procédé du Codex français qui leur a été emprunté. Aussi, malgré les nombreuses recherches publiées sur la digitale, M. Buignet, rapporteur, constate qu' « elles n'ont rien changé au mode de préparation ou de purification du principe acti qu'elle renferme, en sorte qu'aujourd'hui, dans les pharmacopées officielles de France, d'Allemagne et d'Angleterre, la digitaline figure comme matière amorphe, n'ayant d'autres caractères distinctifs que son amertume extrême, la couleur verte qu'elle développe par l'acide chlorhydrique et son action spéciale sur le cœur des animaux. »

Dans leur dernier mémoire à l'Académie, c'est encore à la macération aqueuse que MM. Homolle ont recours préalablement, en supprimant l'emploi du tannin de leur procédé primitif, pour recourir à l'action directe des dissolvants : la benzine rectifiée qui sépare de la macération aqueuse les matières étrangères inactives, puis au chloroforme pur, qui *enlève et dissout la digitaline.*

« Certes, ajoute M. Buignet, si la digitaline ainsi obtenue présentait réellement les caractères d'un produit homogène et pur, nous n'aurions que des éloges à adresser aux auteurs pour avoir fait connaître un procédé à la fois si simple et si facile à réaliser. Mais *il n'en est point ainsi,* l'examen microscopique, l'action des dissolvants, les phénomènes de coloration auxquels donne lieu le contact des acides, tout conspire pour montrer que le produit obtenu par ce procédé simple est loin de représenter *un principe pur, invariable dans ses caractères et uniforme dans son action.* » Émanant d'une commission composée de MM. Wurtz, Devergie, Cloquet, Regnault et Buignet, ce verdict suffit à condamner sans appel ce procédé et le produit qu'il donne.

M. Nativelle le premier traita la digitale par l'alcool. Il l'indique constamment dans ses trois mémoires successifs et en explique ainsi la raison dans le dernier. « Tous les chimistes savent, dit-il, que la digitaline est insoluble dans l'eau, et cependant c'est par la macération aqueuse et dans son produit qu'on l'a jusqu'ici recherchée et qu'on a prétendu la trouver. On a rejeté comme inutile et complétement épuisé le résidu provenant de ce traitement. De là l'insuccès des expérimentateurs. »

L'expérience lui a démontré, en effet, que le macéré aqueux de digitale renferme principalement un produit amorphe, soluble dans l'eau en grande proportion, qu'il appelle *digitaléine*, tandis que le résidu du traitement, qui était jeté et perdu jusqu'ici, comme ne contenant plus rien de bon, traité de nouveau par l'alcool, donne la presque totalité du principe cristallisable, uni à un autre principe très-amer aussi, mais qui ne se cristallise pas.

Voilà ce que M. Nativelle a reconnu, démontré et mis hors de contestation par le résultat. C'est en substituant le traitement aqueux, c'est-à-dire en faisant préalablement une teinture de digitale qu'il distille et concentre ensuite, qu'il a obtenu la digitaline cristallisée. Il suffit d'étendre ce soluté alcoolique concentré dans trois volumes d'eau pour que la digitaline et la digitine, insolubles dans l'eau, se séparent de tous les autres produits qui s'y trouvent dissous, notamment la digitaléine, et se précipitent en un dépôt poisseux. Essoré et lavé dans l'alcool bouillant, ce dépôt donne des cristaux composés de digitaline et de digitine qu'il est facile de séparer par le chloroforme ; celle-ci y étant insoluble tandis que la digitaline s'y dissout en toute proportion.

Ce traitement de la digitale par l'alcool qui a échappé à tous les expérimentateurs, en raison même de sa simplicité et de sa facilité d'exécution, était indiqué d'avance par les résultats de la thérapeutique. La teinture ou alcoolé de digitale avait ainsi une action bien plus prononcée que l'infusion aqueuse. Soubeiran avait aussi trouvé que les graines épuisées par l'alcool à 56 degrés contenaient plus de digitaline que la feuille. M. Labélonye, pharmacien, avait aussi reconnu que le sirop de digitale, préparé avec l'extrait hydro-alcoolique, était plus actif qu'avec l'extrait aqueux du Codex. Celui-ci n'est pas un médicament très-sûr, dit Soubeiran.

D'habiles médecins, comme Aran et Forget, avaient aussi constaté que la poudre même de digitale était d'un emploi plus certain que la digitaline de MM. Homolle et Quévenne. Cette matière mal définie qu'ils sont parvenus à mettre en vogue et à substituer à la poudre de digitale, disaient-ils, n'est pas un principe immédiat ayant des caractères tranchés et dont la pureté puisse être facilement constatée. Le même opérateur ne peut pas répondre de l'avoir identique dans deux opérations différentes et il n'a aucun moyen sérieux et scientifique de vérifier cette identité. (Soubeiran, *Traité de pharmacie*.)

Aussi M. Lefort constate dès 1867, qu'après l'accueil spécial fait à la digitaline amorphe, lors de son apparition, beaucoup de praticiens lui ont préféré ensuite la poudre et les préparations à base de digitale *comme plus sûres dans leurs effets ;* défaveur qu'il attribue à *la variété* et à *l'impureté de cet actif agent médicamenteux.* Mais vienne le jour, dit-il, où la thérapeutique n'aura à sa disposition que de la digitaline aussi constante dans ses propriétés physiques et chimiques que dans ses effets, et l'on verra ce médicament reprendre la place qui lui appartient. (*Jour. de pharm. et de chimie,* décembre 1867.)

Mais toutes ces indications n'étaient pas des preuves, et l'habitude routinière de traiter la digitale par l'eau les fit méconnaître. Il fallut la perspicacité de M. Nativelle et sa ténacité dans les expérimentations pour mettre ce fait en évidence et l'établir sur des résultats positifs. Voici ces preuves, constatées irréfutablement par la commission académique, d'après le critérium même de M. Homolle.

La coloration verte, obtenue et signalée pour la première fois par MM. Homolle et Quévenne, par le contact de leurs produits impurs avec l'acide chlorhydrique, était rattachée par eux à la digitaline. Ils en firent le caractère spécifique. Contre plusieurs chimistes qui la rattachaient à la présence d'un principe oléo-résineux qui accompagne obstinément la digitaline, MM. Homolle, dans leur dernier mémoire, affirment le contraire en s'appuyant sur des expériences nombreuses. Cette coloration doit donc devenir de plus en plus intense à mesure que la digitaline se rapproche davantage de l'état de pureté.

Or, dit M. Buignet, dans son savant rapport, « en comparant à ce point de vue la digitaline du mémoire n° 2 (Homolle) avec celle du mémoire n° 3 (Nativelle), on est frappé des différences considérables qui s'y remarquent. Tandis que, dans le premier cas, la couleur verte est lente à se développer et n'acquiert, en définitive, qu'un degré d'intensité faible, dans le second, au contraire, l'action est prompte, et quelques minutes suffisent pour que le mélange prenne une couleur vert émeraude du plus vif éclat. Le fait observé par l'auteur du mémoire n° 2 (Homolle) devient ainsi un des arguments les plus manifestes contre la pureté de la digitaline qu'il a obtenue. »

Et comme contre-épreuve, M. Buignet ajoute, d'autre part, en parlant de l'action successive du chloroforme sur le mélange cristallin de digitaline et de digitine, et de celle de l'alcool à 90 degrés sur le produit d'évaporation de la solution chloroformique, découverte par M. Nativelle,

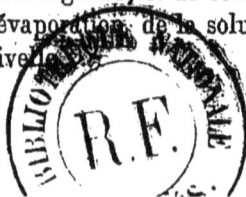

« Il serait difficile d'imaginer un traitement analytique plus net et plus complet que celui du chloroforme agissant sur un simple mélange de digitaline et de digitine. La partie qu'il dissout possède, en effet, une amertume excessive ; elle donne au contact de l'acide chlorhydrique une couleur vert-émeraude d'une merveilleuse intensité ; son action sur l'économie est tellement vive, qu'un quart de milligramme suffit pour produire les effets ordinaires de la digitale. Au contraire, toute la partie que le chloroforme laisse indissoute est sans saveur, ne donne aucune coloration par l'acide chlorhydrique et ne possède aucune action appréciable sur l'organisme. »

Après ces preuves contradictoires, décisives, la nature comparée des produits obtenus par les deux procédés doit juger définitivement la question. D'après la commission académique, le produit du procédé Homolle apparaît « *sous forme d'une couche blanche, mamelonnée, entourée d'une zone jaune-paille, qu'on peut en séparer facilement.* » Par le procédé Nativelle, « *des cristaux apparaissent sous forme d'aiguilles fines, blanches et brillantes, groupées autour du même axe.* » C'est la digitaline pure, et le vœu de M. Lefort est ainsi rempli.

Tout concourt donc à montrer que le traitement alcoolique de la digitale peut seul donner la digitaline. Reste à prouver que c'est bien là le principe actif de la digitaline, et que les praticiens ne sauraient désormais compter que sur lui seul.

EXPÉRIENCES PHYSIOLOGIQUES ET CLINIQUES.

« En voyant cette nouvelle substance si différente, par son apparence comme par sa forme, de tout ce qu'on a connu jusqu'ici sous le nom de *digitaline*, la commission, après avoir contrôlé le procédé et obtenu un corps identique et entièrement semblable à l'échantillon présenté, a cru de son devoir d'en vérifier la nature, d'en constater les propriétés physiologiques et médicales, » dit M. le rapporteur. MM. Marrotte et Vulpian, membres de l'Académie, se sont livrés aux expérimentations suivantes :

Sur 23 malades, dont la plupart étaient atteints d'affections organiques du cœur, M. Marrotte, médecin de l'hôpital de la Pitié, a administré une solution alcoolique de la digitale cristallisée, obtenue par la commission et préparée au millième. Elle était introduite dans une potion à l'aide d'un tube gradué, à dose par conséquent toujours exacte et parfaitement connue. Mal renseigné tout d'abord sur l'activité du nouveau médicament, M. Marrotte l'a employé à la dose de 1 milligramme, une à deux fois par jour; mais il a dû y renoncer promptement à cause des accidents toxiques qu'il a occasionnés. « A la dose de 3 milligrammes dans les vingt-quatre heures, dit-il, la nouvelle digitaline détermine dans la journée même ou le lendemain la saturation et l'intolérance, nausées, vomissements, diarrhée, vertiges; accidents qui peuvent durer deux, trois jours et même plus longtemps, malgré la cessation du médicament. Un quart de milligramme, un demi-milligramme et même trois quarts de milligramme par jour sont bien supportés en ne continuant cette dernière dose que peu de temps; mais dans la plupart des cas un milligramme suffit pour amener au bout de trois, quatre ou cinq jours une action marquée sur la circulation. Les battements du cœur deviennent plus lents, plus réguliers, plus énergiques. En résumé, dit M. Marrotte, le nouveau médicament paraît avoir des effets tout à fait identiques avec ceux des autres préparations de digitale et en particulier de la digitaline de MM. Homolle et Quévenne, *mais son action est incomparablement plus énergique.* » On donne ainsi communément 3, 4, 5 et même 6 milligrammes de cette digitaline Homolle par jour. On cite même un cas où un enfant de trois à quatre ans avala tout un flacon de granules de celle-ci sans éprouver le moindre accident. Dans d'autre cas, au contraire, des quantités minimes ont donné lieu à des accidents très-graves. D'où M. Marrotte conclut que la digitaline amorphe est un médicament parfois infidèle.

Déjà M. le professeur Gubler, après de nombreux essais faits à la demande de M. Nativelle, avec sa digitaline cristallisée, avait formulé cette conclusion dans une lettre remise à l'auteur et publiée dans son travail : *Que la digitaline cristallisée possède les propriétés thérapeutiques et toxiques de la digitale elle-même avec une intensité d'action incomparablement supérieure, et telle qu'on doit l'attendre du principe actif de la plante.*

M. Vulpian n'est pas moins affirmatif dans les expérimentations physiologiques sur les animaux. Sur des grenouilles aussi semblables que possible, il a injecté séparément sous la peau de la région jambière une quantité égale de la digitaline amorphe de M. Homolle, d'un côté, et de celle de M. Nativelle, de l'autre, toutes deux préalablement dissoutes dans l'alcool. Dans cet état, les deux digitalines ont paru posséder une puissance d'action sur le cœur à peu près égale. Mais comme la digitaline cristallisée, en raison même de sa pureté, est beaucoup moins soluble que l'autre dans les humeurs aqueuses de l'animal, son absorption est plus lente que la digitaline amorphe et le précipité qui se forme au contact de ces humeurs est plus abondant; donc la quantité absorbée est beaucoup moindre, quoique l'effet soit le même. D'où M. Vulpian conclut « que la digitaline cristallisée Nativelle a une action évidente et énergique sur le cœur; et comme il s'agit d'une substance définie

que l'on peut obtenir constamment identique, on est à même de
doser cette action, ce qui est à peu près impossible avec celle de
MM. Homolle, substance d'énergie forcément variable suivant les
diverses circonstances de la récolte des plantes et de la préparation.

D'après les expériences toutes récentes de MM. G. Daremberg
et Mégérand, la digitaline cristallisée Nativelle a une action évidente sur la combustion organique. Après plusieurs jours d'un
régime identique, l'un des expérimentateurs ayant constaté qu'il
excrétait 21 grammes d'urée par jour, a vu tomber ce principe
à $15^{gr},04$ et même $14^{gr},05$ par l'absorption quotidienne d'un cinquième de milligramme de cette digitaline. Après la cessation de
son emploi, l'urée resta encore inférieure à son chiffre normal,
et ce n'est que progressivement et au bout de quatre jours qu'elle
remonta au chiffre de 21 grammes dans les vingt-quatre heures.
(*Soc. chim. de Paris*, mai.)

Devant ces trois séries d'observations, ces témoignages précis,
catégoriques et sans ambages, on pouvait croire que la cause de
la digitaline cristallisée de M. Nativelle était gagnée définitivement. Loin de là. Des revendications déguisées en faveur de celle
de MM. Homolle et Quévenne ne tardèrent pas à se produire à l'A-
cadémie de médecine, où la supériorité de la première avait été
officiellement reconnue et proclamée le 19 mars 1872. Dès le
7 mai, des réclamations s'élevèrent. Voici à quelle occasion.

En présence de la diversité des préparations de plusieurs principes immédiats et des formules qui les consacrent, M. Boudet
proposa de nommer une commission pour établir les formules
légales de l'aconitine et de la digitaline cristallisées, récemment
découvertes, afin de donner à ces deux produits toute l'authenti-
cité et les garanties désirables vis-à-vis des médecins et des pharmaciens, et permettre à ceux-ci de les distinguer de tous les produits similaires, non titrés, et par conséquent incertains dans leur
action, de provenance française ou étrangère, répandus à profu-
sion dans le commerce de la pharmacie. On sait, en effet, que,
outre la digitaline d'Homolle et Quévenne, une digitaline alle-
mande et une digitaline anglaise sont importées en France en
quantité considérable, digitalines qui, examinées comparativement par M. J. Lefort, lui ont présenté de grandes dissemblances
chimiques, qui en font, suivant M. Gubler, des agents distincts au
point de vue de leur action sur l'organisme.

C'est donc au moins trois digitalines différentes, toutes amorphes
et indéfinies, de composition et d'action variables, qui se trouvent
répandues aujourd'hui dans le commerce de la pharmacie, en
concurrence du seul produit cristallisé, pur, défini et identique :
la digitaline Nativelle. Un vrai danger de confusion en résulte et
devant les droits énormes qui pèsent actuellement en France sur
les alcools, il est à craindre que les produits étrangers, par leur
moindre prix, ne soient préférés et n'entrent ainsi dans la prépa-

ration des granules de digitaline, au grand détriment de la pharmacie et de la santé publique. C'est ce que la proposition toute française et scientifique de M. Boudet voudrait prévenir.

Tout en donnant son assentiment à cette proposition, M. Bussy croit bon, en attendant, de s'en tenir aux indications du *Codex*, dont la formule, comme on sait, est empruntée à MM. Homolle et Quévenne. C'est donc une réclamation indirecte, détournée, en faveur de la digitaline amorphe, sous prétexte que « *la digitaline cristallisée Nativelle n'existe pas encore dans le commerce en quantité notable.* »

Et aussitôt M. Gubler de faire écho à cette demande, d'autant plus volontiers, dit-il, qu'il n'est pas convaincu de la supériorité de la digitaline cristallisée, sur la digitaline amorphe. Et par une contradiction choquante de sa première assertion, il affirme que dans une douzaine d'expériences sur les animaux faites avec un échantillon de *première qualité* de digitaline amorphe et un autre de digitaline cristallisée, la première lui *a paru* plus active que la seconde. Les deux médicaments lui ont donné *au moins* les mêmes résultats, et il *pencherait* plutôt vers la digitaline amorphe. Il juge ainsi que la question n'est pas résolue, n'est pas mûre, et il demande un supplément d'enquête, un procès en révision, au lendemain même du jugement qui vient d'être solennellement rendu. Et sur ce thème facile, la presse officieuse de tisser d'habiles réclames en faveur de la digitaline *authentique* et de *provenance sûre* de MM. Homolle et Quévenne, pour rassurer les praticiens sur sa valeur (*Union médicale*, nᵒˢ 60 et 64). Reste à montrer ce que valent ces allégations.

RÉSUMÉ.

Après la découverte toute française des alcaloïdes, il est bien avéré que les propriétés médicinales des végétaux sont contenues dans leurs principes immédiats. La morphine, la quinine, l'atropine, la strychnine et tant d'autres sont là pour en justifier. Il est non moins bien reconnu que la pureté même de ces produits immédiats se démontre par leur cristallisation et le degré même de cette cristallisation. C'est ce qu'a parfaitement rappelé M. Devergie en répondant à M. Gubler : « Que deux personnes obtiennent, l'une un produit cristallisé, l'autre un produit amorphe, et la présomption de pureté, aux yeux de tous les chimistes, est en faveur du produit cristallisé. » La thérapeutique rigoureuse est aujourd'hui bien assise sur ces bases, et ce sont là des principes qu'il n'est plus possible de récuser, à moins de rétrograder d'un siècle.

Or quand, d'accord avec ces principes, le produit cristallisé jouit des autres caractères assignés à sa pureté, comme la coloration vert-émeraude dans celui-ci ; quand ses effets sont jusqu'à quatre fois plus intenses sur l'homme et aussi plus marqués sur les animaux que le produit amorphe ; quand surtout ces résultats sont vérifiés, contrôlés et discutés par des savants de premier ordre, réunis en commission académique, comment ne pas admettre avec elle que la digitaline cristallisée Nativelle est préférable de tout point à la digitaline amorphe de M. Homolle ?

M. Gubler l'a pourtant entrepris. D'un professeur de thérapeutique et de matière médicale à la Faculté de médecine, on doit attendre qu'il va se montrer encore plus sévère et rigoureux dans l'application de ces principes qu'il est chargé d'enseigner. C'est tout le contraire. Aux preuves péremptoires de la commission, il n'oppose qu'une douzaine d'expériences sur les animaux sans aucun détail, ce que M. Vulpian lui a reproché publiquement avec raison, car il est impossible ainsi d'en vérifier ni d'en contester les résultats, qui sont la base même de l'argumentation. Celle-ci sortant des règles scientifiques, on pourrait donc, en critique sévère, n'en pas tenir compte, d'autant moins que M. Gubler, après avoir signalé ces expériences, a eu huit jours pour en donner les détails dans sa réponse écrite, et qu'il ne l'a pas fait ni alors ni depuis.

D'ailleurs, quelle est cette digitaline *amorphe, de première qualité*, dont il déclare s'être servi dans ses expériences ? A quels caractères distinctifs reconnaît-on cette *première qualité*? C'est sans doute la même digitaline amorphe *authentique et de provenance sûre* dont parle l'*Union médicale*? Là-dessus il est encore bien difficile de contredire M. Gubler, car il se borne à dire que cette digitaline est de MM. Homolle et Quévenne. Mais de laquelle ? demanderons-nous, comme M. Marrotte l'a déjà fait à l'*Union médicale* le 30 mai. Ces messieurs en ont au moins de deux, sinon de trois espèces, car pour la qualité, elle paraît bien problématique. En effet, tandis que M. Gubler parle de *digitaline amorphe de première qualité*, MM. Homolle réclament, et prétendent, par une lettre à l'Académie du 28 mai, « que le produit n° 1, étiqueté *digitaline cristallisée*, remis à la commission, présentait manifestement ce caractère. » Est-ce de celle-là que M. Gubler s'est servi ? Il ne le dit même pas ; mais M. Homolle supplée à son silence et déclare que c'est un échantillon de celle-ci qu'il lui a remis. Or, sa cristallisation est donc bien peu évidente, puisque M. Gubler, comme la commission, la trouve et l'appelle *amorphe*, tandis que MM. Homolle seuls la trouvent *cristallisée*? Quelle plus flagrante contradiction!

En réponse à cette question, l'*Union médicale* est au moins plus explicite. Mis au pied du mur, M. Latour répond que la digitaline *authentique et de provenance sûre* est, pour lui, la *digitaline ancienne, la digitaline d'Homolle et Quévenne, cette digitaline qui a suffi jusqu'ici à toutes les exigences de la pratique*. Ce n'est donc déjà plus la digitaline de *première qualité* de M. Gubler, équivalente, sinon supérieure, à la digitaline cristallisée de M. Nativelle. Au lieu d'être la règle, c'est déjà l'exception.

M. Latour dit qu'« il ne *paraît* pas résulter que cette digitaline *amorphe, authentique et de provenance sûre*, ait démérité. » Mais à quels caractères reconnaîtra-t-on qu'elle est *authentique et de provenance sûre* dans les granules, quand on sait, comme M. Boudet l'a déclaré à l'Académie, que les digitalines anglaises et allemandes sont importées librement en France, et qu'à la faveur de leur meilleur marché, elles entrent l'une et l'autre dans la composition de ces granules, comme celle de M. Homolle, sans compter toutes les autres contrefaçons?

Et puis, M. Latour dit que « *cette digitaline amorphe d'Homolle et Quévenne a suffi jusqu'ici à toutes les exigences de la pratique*. C'est faute de mieux. Elle y a suffi tant bien que mal et faute d'autre meilleure, puisque la digitaline cristallisée n'était pas découverte. La digitale et ses diverses préparations ont aussi suffi pendant bien plus longtemps aux besoins de la pratique avant cette digitaline amorphe. Faute de grives, on mange des merles, et à défaut de vin, il faut bien boire de l'eau. Souvent on ne s'en porte pas plus mal, mais tout le monde ne peut s'en arranger sans préjudice pour la santé. Que M. Latour fasse une enquête sérieuse auprès des praticiens qu'il veut rassurer, et il apprendra combien ils ont éprouvé de déceptions et de mécomptes dans son action, combien cette digitaline amorphe s'est montrée inerte un jour, toxique le lendemain, aux mêmes doses et souvent chez le même malade. Pour s'en convaincre, qu'il achète ici et là dix flacons de cette digitaline *authentique et de provenance sûre*, même avec la signature de M. Homolle, qu'il les fasse analyser, et il saura qu'au fond du verre, il n'y a parfois rien, mais rien du tout que du sucre, absolument comme pour les granules homœopathiques.

Il n'en saurait être autrement. La quantité et la qualité des principes immédiats de la digitale varie, comme dans toutes les plantes, suivant les lieux où elle croit, son exposition et sa récolte. De là l'immense bienfait pour la thérapeutique de l'obtention de son principe actif cristallisé, pur, identique, ne laissant plus rien au hasard et permettant son dosage facile et rigoureux, des effets certains, uniformes, sans danger d'intoxication.

Avec le procédé Homolle, au contraire, tout est laissé à l'inconnu. Le traitement par l'eau ne donnant qu'une très-minime partie du principe actif cristallisable de la plante, l'addition du chloroforme, si pur soit-il, n'agissant que sur cette macération aqueuse, ne peut dissoudre que la quantité infinitésimale de digitaline qui s'y trouve mêlée avec d'autres principes. Et comme le produit obtenu est amorphe, c'est-à-dire complexe, impur, il varie nécessairement en quantité, suivant la qualité même de la digitale employée, comme M. Vulpian l'a signalé. De là les variations infinies de ce produit, ses infidélités, ses incertitudes et ses dangers en thérapeutique quand il s'agit d'un poison des plus violents.

Est-ce à dire que le procédé Nativelle étant publié, M. Homolle pourra s'y conformer, comme il a déjà pu le faire, et obtenir un produit cristallisé et identique? Cela lui est impossible, comme à tout autre. Depuis quatre ans qu'il a pu lui en emprunter les détails, M. Homolle n'a pas réussi à obtenir une digitaline cristallisée, puisque celle qu'il a présentée à l'Académie ne l'était pas, comme il le prétend en vain. Il y a pour l'obtention de cette digitaline cristallisée, comme pour tout autre produit chimique délicat, des manipulations spéciales, un tour de main particulier, une habitude inimitable, exclusive à l'inventeur.

Toutes ces revendications en faveur de la digitaline amorphe d'Homolle ne sont donc ni sérieuses ni scientifiques; ce sont affaires de sentiment et de camaraderie, voilà tout. Absolument comme M. Gubler, s'écriant, pour suspendre le jugement de l'Académie, qu'« avant de déclarer la déchéance, même relative, d'un agent thérapeutique qui a rendu tant et de si grands services aux Andral, aux Bouillaud, aux Trousseau, aux Pidoux, et à une foule d'autres praticiens éminents, il faudra multiplier les expériences, les instituer conformément aux principes du déterminisme scientifique, les soumettre à un contrôle scrupuleux et n'en tirer que des inductions rigoureusement exactes. » Beau programme, en vérité, M. Gubler; mais n'est-ce pas là précisément ce que la commission a fait? N'est-il pas conforme aux principes du déterminisme scientifique qu'un produit immédiat, cristallisé, soit préféré à un produit amorphe, comme offrant plus de sûreté et de garanties thérapeutiques? N'est-ce pas conformément à ces principes que « M. Marrotte a expérimenté comparativement et publiquement à l'hôpital de la Pitié, où il a obtenu des effets TRÈS-MANIFESTES de sédation du cœur et de diurèse avec 1 milligramme de digitaline pure de Nativelle, fractionné par un cinquième de milligramme dans les vingt-quatre heures, alors que 4, 5 et 6 granules de 1 milligramme de digitaline amorphe d'Homolle sont pris chaque jour sans jamais déterminer la moindre diurèse?

Et vous, monsieur Gubler, n'est-ce pas contrairement à ces mêmes principes que vous invoquez vos expériences... inconnues, secrètes, sur les animaux, d'après lesquelles les deux médicaments vous ayant donné *au moins* les mêmes résultats, il vous a *paru* que la digitaline amorphe pure Homolle était plus active que la digitaline cristallisée Nativelle? *Amorphe* et *pure* sont deux mots qui s'excluent, en langage scientifique, aujourd'hui que le produit est obtenu cristallisé. *Paru, au moins*, ne sont que des *à peu près*, sans précision ni rigueur scientifique, même en thérapeutique, en vertu des propres principes que vous invoquez, et c'est avec ces données vagues, contradictoires, que vous *penchez* plutôt vers la digitaline amorphe, que vous « *inclinez* à lui accorder la prééminence ?» On ne le voit que trop, hélas ! mais vous ne parviendrez pas ainsi à y faire pencher ni incliner les autres, surtout les hommes éminents dont vous invoquez l'autorité. Hommes de science et de progrès avant tout, ils préféreront un produit cristallisé à un produit amorphe, comme d'une administration plus rigoureuse et d'un effet plus certain. Si la digitaline amorphe leur a rendu de grands services, la digitaline cristallisée leur en rendra de plus grands encore, ils le savent d'avance, c'est la loi du progrès.

On a peine en vérité à voir ainsi M. Gubler répudier les principes mêmes qu'il est chargé d'enseigner. Déclarer qu'il préfère les substances amorphes aux substances cristallisées, c'est attaquer la puissance souveraine des alcaloïdes et révoquer leur supériorité. Sous prétexte que la commission n'est pas infaillible, que « le procès n'est pas régulièrement instruit », c'est prétendre, seul contre l'Académie entière, frapper son jugement d'appel au lendemain du jour où elle l'a rendu, alors que vous n'avez rien dit lors de la discussion et du vote qui lui ont donné force de loi. C'est prêcher la pire des révolutions et pour un produit que vous voulez conserver, c'est ébranler et détruire les principes qui servent de base à tous les autres.

Heureusement, M. Gubler n'est pas, en réalité, si révolutionnaire qu'il en a l'air ici ; au contraire, il est par trop conservateur, et c'est pour vouloir conserver quand même, dans le domaine de la thérapeutique, à l'unique profit de M. Homolle et au détriment de la science, la digitaline amorphe, menacée d'expropriation pour cause d'utilité publique, qu'il en est venu à faire précisément ce qu'il reproche à la commission : donner des *inspirations* pour des *raisons*. La réclamation coïncidente de MM. Homolle à l'Académie sur la prétendue cristallisation de leur échantillon et sa réaction chlorhydrique instantanée, le révèlent assez clairement. C'est faire injure à la commission et mettre sa bonne foi en suspicion, ce qui équivaut, en de moins bons termes, à sa faillibilité, proclamée par M. Gubler.

M. Latour le dit d'ailleurs en toutes lettres : « C'est pour prémunir les praticiens contre les impressions qu'ils pourraient retirer de ces débats académiques à l'égard de la digitaline ancienne, des granules de 1 milligramme d'Homolle et Quévenne, qu'il a parlé en sa faveur. » C'est donc bien pour suspendre et paralyser leur jugement sur la digitaline cristallisée Nativelle que tous ces débats tardifs ont été provoqués. On veut ainsi embrouiller la question, mettre la lumière sous le boisseau pour mieux jeter le trouble et le doute dans leur esprit sur la valeur de la digitaline cristallisée et conserver toutes leurs préférences pour le produit amorphe en ajoutant, comme le trait du Parthe, que la digitaline Nativelle est un simple produit de laboratoire et ne se trouve pas dans le commerce.

Or, sur ce point, comme sur tous les autres, M. Homolle et ses partisans sont complétement démentis par les faits, car M. Nativelle s'étant adjoint M. Adrian, ancien préparateur de l'Ecole de pharmacie, ils ont installé dans son usine de Courbevoie tous les appareils pour obtenir la digitaline cristallisée. Ils peuvent dès aujourd'hui en fournir au corps médical toute la quantité désirable.

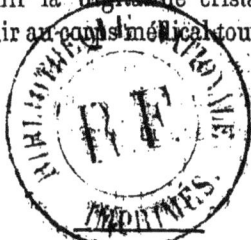

Paris. — Typographie A. Hennuyer, rue du Boulevard, 7.

MODES D'ADMINISTRATION

DE LA DIGITALINE CRISTALLISÉE

DE C.-A. NATIVELLE

La *digitaline cristallisée* peut être prescrite sous deux formes, en *granules* et en *sirop*. Les *granules* contiennent exactement un quart de milligramme de digitaline cristallisée. D'après les observations médicales [les plus autorisées, la dose en est portée graduellement de 1 à 4 granules dans les 24 heures.

En sirop, où la *digitaline cristallisée* est en dissolution, son action se manifeste plus rapidement qu'en granules. Chaque flacon de 250 grammes est accompagné d'une mesure exacte contenant *un quart de milligramme de digitaline cristallisée en solution.* En permettant d'étendre le médicament dans l'eau et de le fractionner à l'infini, cette nouvelle forme pharmacologique donne la faculté de l'administrer à doses réfractées. Cette dernière méthode est surtout indiquée lorsqu'on veut avoir une action diurétique, rapide et certaine, sans risque d'amener aucun trouble des voies digestives. D'après M. Marrotte, c'est un médicament précieux sous ce rapport, et qui donne de très-bons résultats.

Sous ces deux formes médicamenteuses, la digitaline cristallisée Nativelle remplit toutes les indications de la thérapeutique et suffit à tous ses besoins, avec bien plus de rigueur et de fidélité que toutes les préparations de digitale et de digitaline amorphe. Dès aujourd'hui, elles sont à la disposition des membres du corps médical, qui ne tarderont pas à constater la préférence à leur accorder, par la constance des résultats de ce nouvel agent, dans l'emploi qu'ils en feront.

SIROP

Mesure adaptée au flacon

ET CONTENANT

EXACTEMENT

1/4 de milligr.

DE

DIGITALINE CRISTALLISÉE

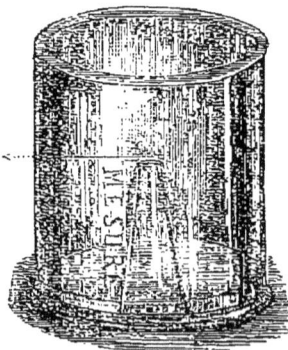

GRANULES

Le flacon renferme

60 GRANULES

CONTENANT CHACUN

1/4 de milligr.

DE

DIGITALINE CRISTALLISÉE

CES PRÉPARATIONS SE TROUVENT DÈS AUJOURD'HUI DANS TOUTES LES PHARMACIES

DÉPOT CENTRAL :

PHARMACIE ADRIAN

rue Coquillière, 25, à Paris

Les granules de digitaline peuvent être envoyés par la poste.

www.ingramcontent.com/pod-product-compliance
Lightning Source LLC
Chambersburg PA
CBHW050447210326
41520CB00019B/6112